Dieses Buch gehört:

_____

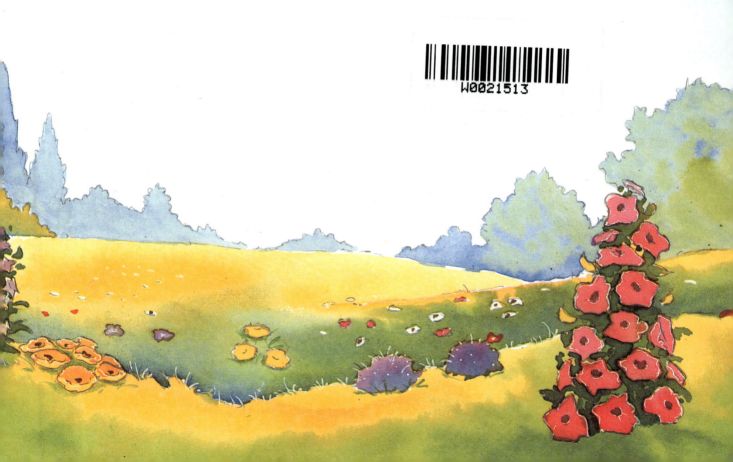

Liebe Eltern, liebe Kinder!

Ich erinnnere mich noch gut daran, wie es war, als ich das erste Mal krank wurde, an das dumpfe Gefühl im Kopf und Bauch, an den Arztbesuch und daß ich das Medikament, das ich einnehmen sollte, einfach nicht herunterschlucken konnte. Das alles war wie ein Schock, denn ich war ein junger Bär und hatte erst wenig Erfahrung mit meinem Körper.

Mit meinen lustigen Geschichten will ich den Kindern helfen, diese neuen Erfahrungen zu verstehen und zu verarbeiten. Ein kurzer Ratgeber gibt den Eltern einen guten Überblick, wie Halsschmerzen entstehen, wie man den Heilungsprozess fördern kann, sowie vorbeugende Tips. Und nun viel Spaß beim Lesen und Vorlesen wünscht Euch

Bärtram Bär

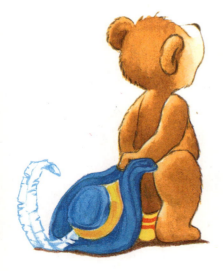

Für die ärztliche und fachliche Beratung bedanken wir uns bei:

Herrn Dr. Richard Bercker, Prakt. Arzt, Essen-Kettwig
Frau Gabriela Heups, Heilpraktikerin, Essen-Kettwig
Herrn Dr. U. Kohns, Kinderarzt, Essen
Herrn Dr. Stanislaw Remin, Essen-Kettwig
Herrn Ulrich Schwier, Apotheker, Essen

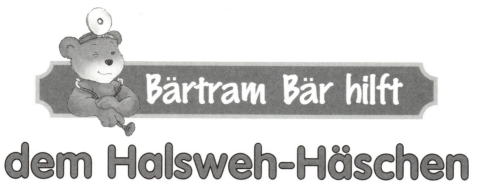

Bärtram Bär hilft dem Halsweh-Häschen

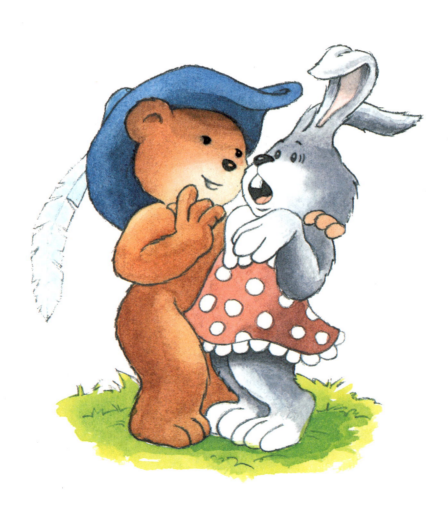

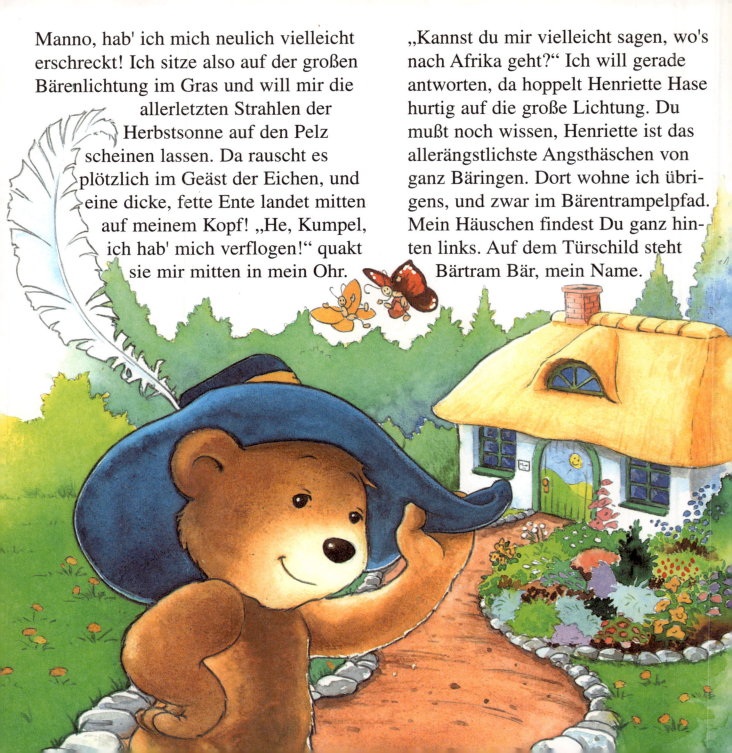

Manno, hab' ich mich neulich vielleicht erschreckt! Ich sitze also auf der großen Bärenlichtung im Gras und will mir die allerletzten Strahlen der Herbstsonne auf den Pelz scheinen lassen. Da rauscht es plötzlich im Geäst der Eichen, und eine dicke, fette Ente landet mitten auf meinem Kopf! „He, Kumpel, ich hab' mich verflogen!" quakt sie mir mitten in mein Ohr.

„Kannst du mir vielleicht sagen, wo's nach Afrika geht?" Ich will gerade antworten, da hoppelt Henriette Hase hurtig auf die große Lichtung. Du mußt noch wissen, Henriette ist das allerängstlichste Angsthäschen von ganz Bäringen. Dort wohne ich übrigens, und zwar im Bärentrampelpfad. Mein Häuschen findest Du ganz hinten links. Auf dem Türschild steht Bärtram Bär, mein Name.

sehr ungesund. Ich hatte mal 'ne Tante, die konnte beim Fliegen nie den Schnabel halten und quakte ohne Unterlaß. Davon bekam sie immer Halsweh." Die Ente beginnt, heftig mit den Flügeln zu schlagen. „Dort geht's nach Süden!" rufe ich und mache einen Satz zur Seite. Die Ente flattert dicht an meiner Nase vorbei und fliegt eine Steilkurve durchs Geäst der Eichen. „Danke, dicker Bär!" quakt sie. Na, sowas! Sagt doch eine dicke Ente dicker Bär zu mir!

Kaum hat mich Henriette Hase entdeckt, schreit sie: „Hilfe! Ein Bärgespenst, ein Bärgespenst!" Und mit sperrangelweit geöffnetem Hasenschnäuzchen, immer weiter schreiend, flitzt Henriette davon. Die dicke Ente schwingt sich von meinem Kopf und starrt dem Häschen hinterher. „Es schreit gegen den Wind", sagt sie und schüttelt das Gefieder. „Das ist

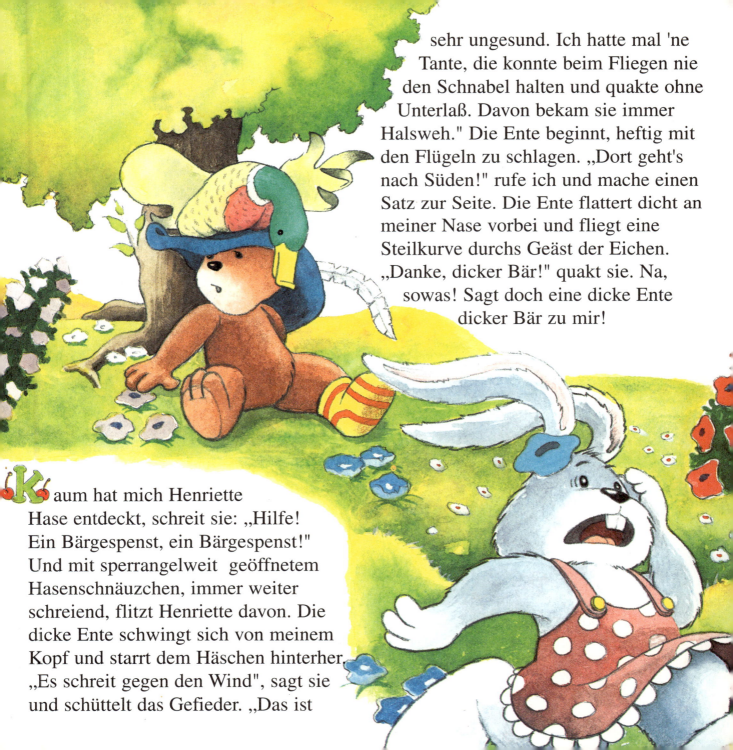

Auf dem Heimweg hat sich die Sonne dann hinter dunklen Wolken versteckt, und ein kalter Wind pfeift um die Ecken. Henriette höre ich bald schon von weitem. Sie hoppelt durch Bäringen und schreit: „Ein Bärgespenst, ein Bärgespenst!" Ihre Stimme klingt schon ganz heiser. Ich sehe ihre beiden langen, steil aufgestellten Ohren hinter der Hecke. Im nächsten Moment hoppelt sie mir direkt in die Arme.

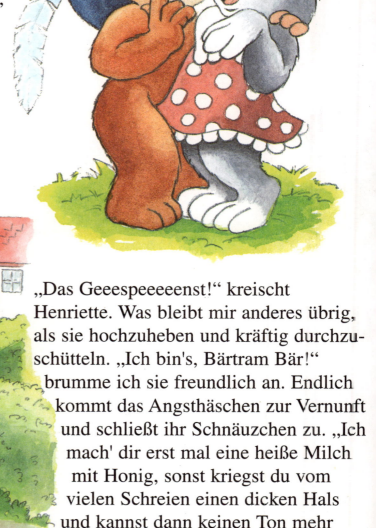

„Das Geeespeeeeenst!" kreischt Henriette. Was bleibt mir anderes übrig, als sie hochzuheben und kräftig durchzuschütteln. „Ich bin's, Bärtram Bär!" brumme ich sie freundlich an. Endlich kommt das Angsthäschen zur Vernunft und schließt ihr Schnäuzchen zu. „Ich mach' dir erst mal eine heiße Milch mit Honig, sonst kriegst du vom vielen Schreien einen dicken Hals und kannst dann keinen Ton mehr sprechen", sage ich zu ihr.

Im Bärentrampelpfad pfeift der Wind besonders kalt. Plötzlich stellt Henriette ihre langen Hasenohren ganz senkrecht und bleibt dann wie angewurzelt stehen. „Hast du das gehört?" fragt sie und zupft ganz aufgeregt an meinem Bärenfell. „Was gehört?" frage ich. Henriette stellt die langen Ohren noch steiler. „Na, diese dumpfen Klagelaute!" keucht Henriette heiser. Da muß ich aber lachen. „Das ist doch bloß meine Nachbarin Eulalia Eule", beruhige ich das Angsthäschen. „Sie singt halt gerne, wenn die Sonne untergeht. Zugegeben, das hört sich ein wenig schaurig an." Ich muß es Henriette erst noch dreimal erklären, bis sie mir glaubt. Inzwischen zittert sie am ganzen Körper, aber diesmal nicht vor Angst, sondern vor Kälte. „Nun gut, es ist die Eule", sagt sie schließlich und geht ein paar Schritte weiter. Dann bleibt sie wieder stehen. „Und was ist das für ein schreckliches Pfeifen in der Luft?" fragt sie, vor Angst stocksteif. „Das ist der Wind in deinen beiden langen Hasenohren", sage ich. „Knick sie ein wenig ab, sonst bekommst du auch noch böse Ohrenschmerzen."

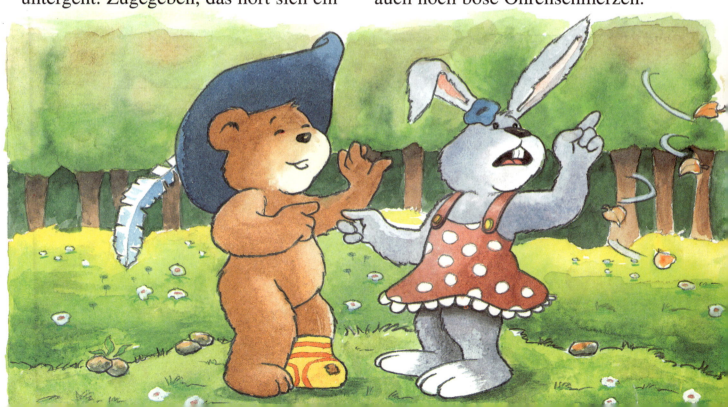

Vor dem ersten Regentropfen kommen wir noch trocken in mein Haus. Henriette trinkt auch ganz brav ihre heiße Milch mit Honig. „Es wird gleich dunkel", krächzt sie dann mit heiserer Stimme. „Da laufe ich lieber schnell nach Hause. Denn im Dunkeln hab' ich immer schlimme Angst." Und schon will Henriette zur Tür hinaus. „Nichts da", rufe ich und halte sie zurück. „Erst ziehst du eine Mütze über deine langen Ohren und einen Schal um deinen Hals. Und dann gebe ich dir einen Schirm mit, damit dein Fell nicht total naß wird."

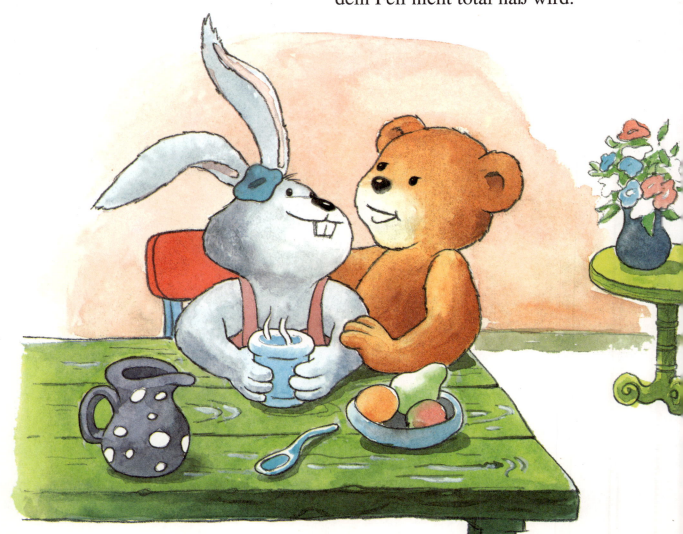

Mit Mütze, Schal und Schirm flitzt Henriette aus dem Haus, als wären sieben Teufel und eine schwarze Katz' hinter ihr her. Kaum habe ich die Tür zugeschlossen, als schon heftig und hart gegen sie getrommelt wird. „Bäääärtram!" kreischt Henriette, als ich öffne. „Etwas Schwarzes, Schlimmes folgt mir auf Schritt und Tritt überall hin!" Henriette weist angstbibbernd hinter sich. „Aber, Henriette, das ist doch bloß dein eigener Schatten", beruhige ich das große Angsthäschen.

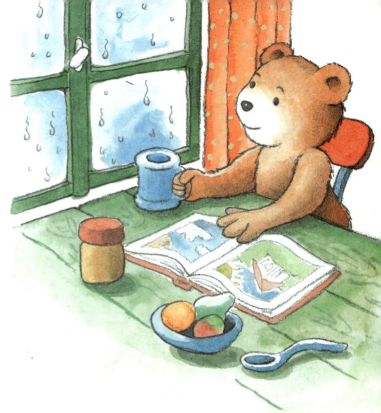

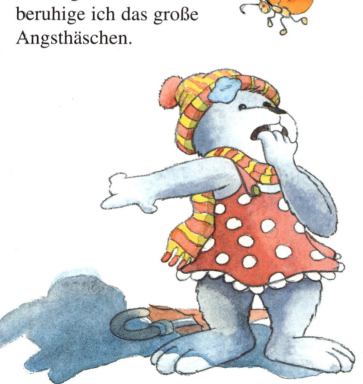

Als ich es ihr dreimal erklärt habe, flitzt Henriette wieder los. Endlich kehrt Ruhe in mein Häuschen ein. Ich ziehe mir meine warmen Hausschuhe an und hole mir das große Bärenbilderbuch aus dem Regal. Der dichte Regen trommelt aufs Dach, der Wind pfeift ums Haus, und die Schatten werden immer länger. Ach, hab' ich Bär es gut, daß ich nicht draußen in der Kälte bin, denke ich und schaue mir die vielen schönen Bilder im Bärenbuch an.

Damit ich mir die Augen nicht verderbe, stehe ich aus meinem Bärensessel auf und knipse die Stehlampe an. Jetzt höre ich ein merkwürdiges Geräusch. Es klingt, als würde Robert Rabe krächzen, Norbert Nilpferd gurgeln und Toby Tausendfüßler mit tausend rostigen Drahtbürsten seine tausend Schuhe putzen. Rumms! Der Wind weht einen aufgespannten Regenschirm gegen das Fenster. „Aber das ist ja meiner!" rufe ich erstaunt. Und schon mein zweiter Gedanke gilt Henriette. Dem armen Angsthäschen wird doch wohl hoffentlich nichts zugestoßen sein? Schnell ziehe ich mir meinen Regenmantel über und laufe hinaus in Wind und Wetter.

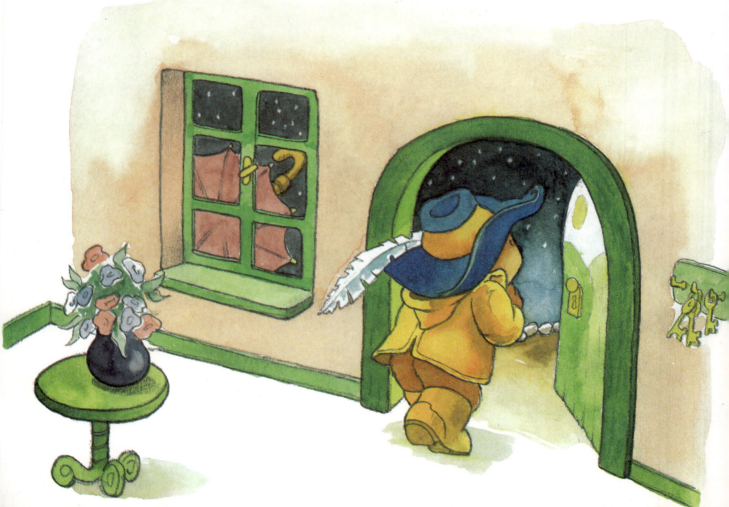

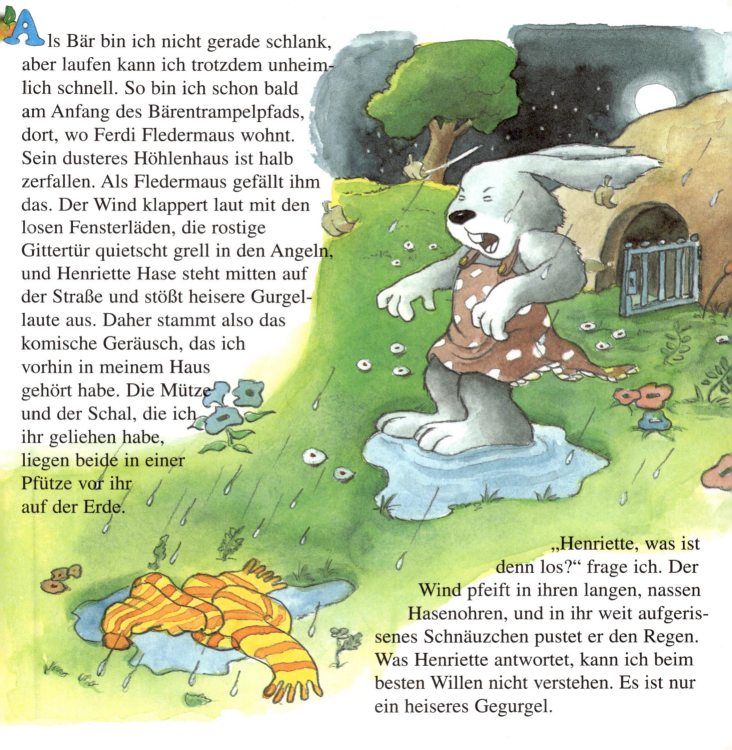

Als Bär bin ich nicht gerade schlank, aber laufen kann ich trotzdem unheimlich schnell. So bin ich schon bald am Anfang des Bärentrampelpfads, dort, wo Ferdi Fledermaus wohnt. Sein dusteres Höhlenhaus ist halb zerfallen. Als Fledermaus gefällt ihm das. Der Wind klappert laut mit den losen Fensterläden, die rostige Gittertür quietscht grell in den Angeln, und Henriette Hase steht mitten auf der Straße und stößt heisere Gurgellaute aus. Daher stammt also das komische Geräusch, das ich vorhin in meinem Haus gehört habe. Die Mütze und der Schal, die ich ihr geliehen habe, liegen beide in einer Pfütze vor ihr auf der Erde.

„Henriette, was ist denn los?" frage ich. Der Wind pfeift in ihren langen, nassen Hasenohren, und in ihr weit aufgerissenes Schnäuzchen pustet er den Regen. Was Henriette antwortet, kann ich beim besten Willen nicht verstehen. Es ist nur ein heiseres Gegurgel.

Also hake ich Henriette unter und ziehe sie sanft vom Höhlenhaus der Fledermaus weg. Bei mir zu Hause rubble ich ihr Fell mit einem Handtuch ab und trockne es mit meinem großen Fön. Erst nach der nächsten Tasse heißer Milch mit Honig kann Henriette endlich wieder sprechen. Es ist zwar nur ein heiseres Flüstern, aber mit meinen scharfen Bärenohren verstehe ich, was sie da krächzt. „Du hast echt geglaubt, ein schwarzes Monster hockt im Bärentrampelpfad?" frage ich ungläubig. „Aber das war doch nur Ferdis Höhlenhaus! Du bist am helllichten Tag schon tausendmal dran vorbeigelaufen!" Dann fängt Henriette auch noch an zu weinen. „Erzähl's bitte keinem weiter, daß ich ein solcher Angsthase bin!" flüstert sie.

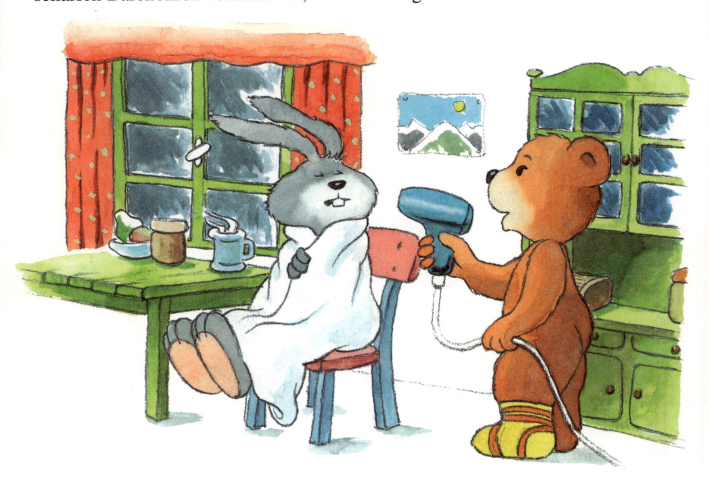

Klar, weil Henriette Angst im Dunkeln hat, lasse ich die Nachttischlampe an. Puh, endlich Ruhe. Ich blättere noch etwas in der Zeitung, aber nach soviel Aufregung fange ich bald an zu gähnen. Und kaum liege ich im Bett, da fallen mir auch schon die Augen zu.

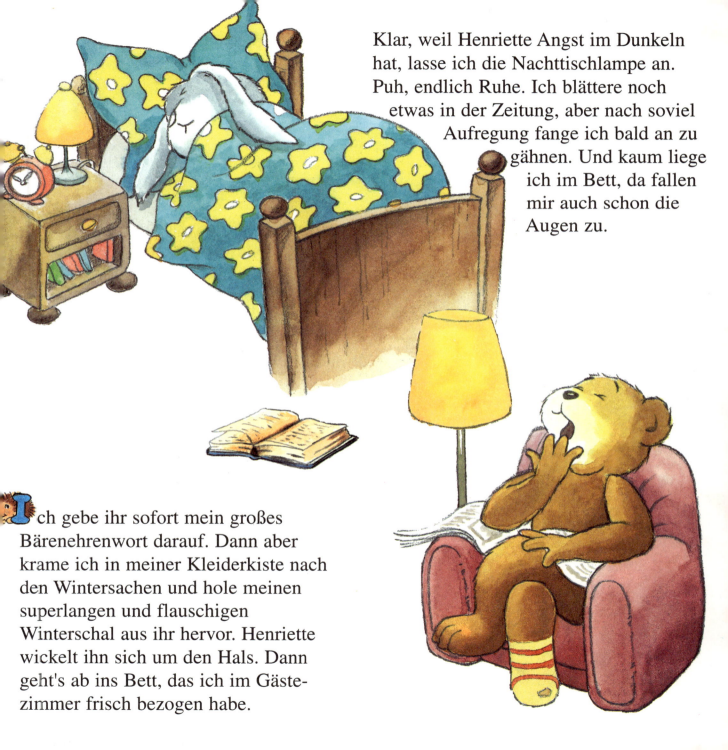

Ich gebe ihr sofort mein großes Bärenehrenwort darauf. Dann aber krame ich in meiner Kleiderkiste nach den Wintersachen und hole meinen superlangen und flauschigen Winterschal aus ihr hervor. Henriette wickelt ihn sich um den Hals. Dann geht's ab ins Bett, das ich im Gästezimmer frisch bezogen habe.

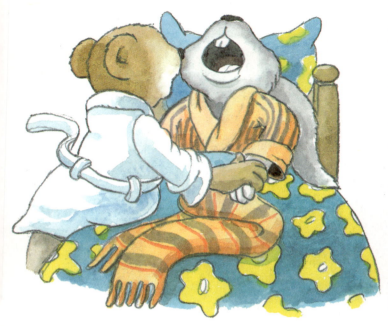

Deckenleuchte ein. „Sperr mal den Mund auf und sag Aaah", bitte ich und schaue Henriette in den Hals. Ganz rot ist er. Auf den dick geschwollenen Mandeln im Rachen sitzen zwei Eiterpöckchen, und ihre Zunge hat einen dicken, weißen Überzug. Als nächstes schaue ich ihr in die langen Löffelohren. Auch sie sind ziemlich rot. Henriette starrt mich mit großen, runden Augen an. „Nun bekomm' nicht gleich wieder eine Riesenangst!" beruhige ich sie. „Dein Hals und deine Ohren haben sich entzündet."

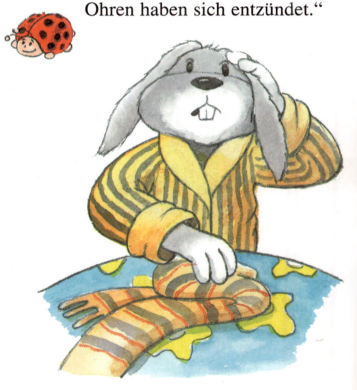

Mitten in der Nacht werde ich durch ein leises Wimmern aus dem Gästezimmer wach. Ich werfe mir den Bademantel über, schlüpfe in meine Hausschuhe und schaue mal nach. Henriette sitzt aufrecht im Bett. Den Schal hat sie sich vom Hals gerissen, und mit den Pfoten hält sie sich beide Hasenohren. „In meinen Ohren piekst es wie mit Nadeln, und in meinem Hals brennt es wie Feuer", stöhnt sie. „Ich hab's geahnt!" kann ich da nur brummen und lege Henriette meine Pfote auf die Stirn. Sie ist ganz heiß. „Und Fieber hast du auch noch", sage ich. Dann schalte ich die

Schnell laufe ich ins Badezimmer. Dort hängt eine Hausapotheke an der Wand. Die einzelnen Fächer habe ich fein säuberlich beschriftet. So, jetzt schaue ich mal nach. Nein, Pflaster, Schere und Verbandsstoff brauche ich für Henriette nicht. Sie ist zum Glück nicht hingefallen und hat keine offene Wunde. Pflaster und Verbände habe ich eine ganze Menge. Aber in dem Fach, über dem 'Halsschmerzen' geschrieben steht, ist nur eine einzige Flasche mit einer roten Flüssigkeit. Hm, mal sehen, was mir der Apotheker auf der Schachtel mit Kugelschreiber aufgeschrieben hat. 'Unverdünnt einen Esslöffel voll gießen und damit gründlich gurgeln. Nicht herunterschlucken, sondern ins Waschbecken ausspucken. Am Tag viermal Gurgeln, in der Nacht bei Bedarf.' Mist, das Fach, über das ich mit Rotstift 'Ohrenschmerzen' geschrieben habe, ist total leer. Aber ein Fieberthermometer finde ich. Ich nehme die Sachen, die ich brauchen kann, und laufe schnell hinauf ins Gästezimmer zu Angsthäschen Henriette.

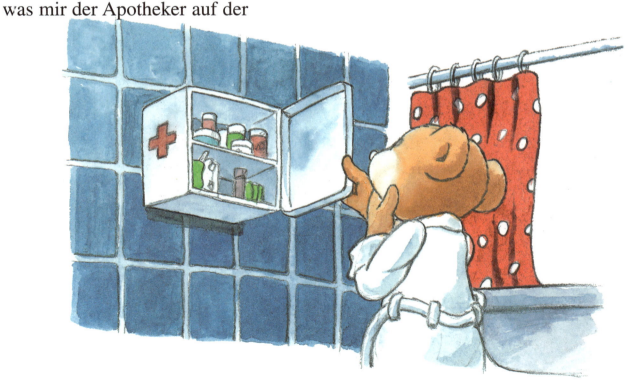

Fiebermessen kennt Henriette, davor hat sie keine Angst mehr. Sie schiebt sich brav das Fieberthermometer unter die rechte Achsel. Nach kurzem zeigt es 38,5 Grad. „Du hast Fieber", sage ich. „Das ist ein Zeichen, daß sich dein Körper gegen die Entzündung in Hals und beiden Ohren wehrt." Dann muß ich Henriette dreimal erklären, warum Gurgeln nicht weh tut und daß die rote Flüssigkeit das Halsweh bald lindern wird. Dann gurgelt sie und spuckt die rote Flüssigkeit ins Waschbecken aus. Währenddessen bemerke ich mit einem Auge, daß im Nachbarhaus, wo Eule Eulalia wohnt, das Licht angeht. Aber ich denke mir nichts dabei, weil Eulen in der Nacht oft wach sind. Solche Tiere nennt man auch 'Nachttiere'.

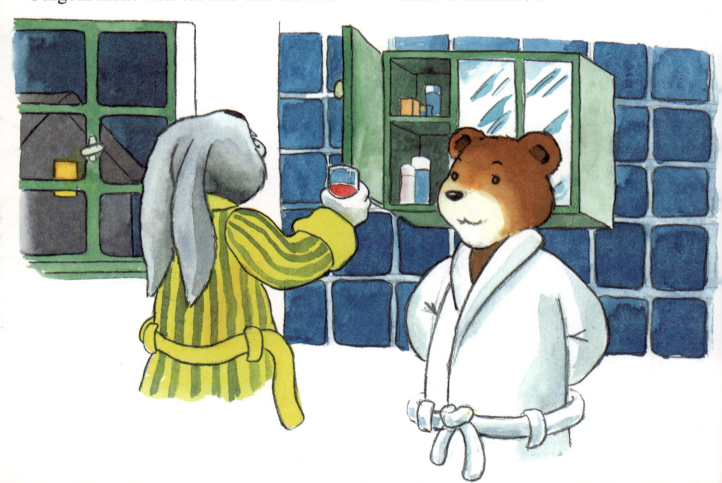

Henriettes lange Löffelohren sehen innendrin schon rot aus wie Tomaten. „Der Hals ist besser", sagt sie. „Aber mein Ohrweh wird immer schlimmer." Wenn ich ihr jetzt noch sage, daß in meiner ganzen Hausapotheke nichts gegen Ohrweh steht, fällt Henriette vor Angst in Ohnmacht. Gut, daß es mir jetzt einfällt, was meine

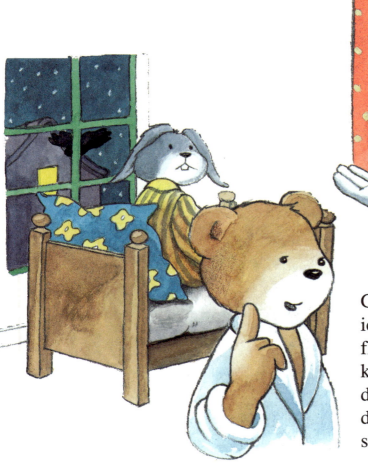

Großmutter mit mir gemacht hat, wenn ich mal Ohrenschmerzen hatte. Sofort flitze ich nach unten in die Küche. Ich kann ja nicht wissen, daß Eulalia gerade jetzt zum hellerleuchteten Fenster des Gästezimmers fliegt, um nachzuschauen, was da los ist.

Ich gieße also gerade Olivenöl in ein Töpfchen, um es auf dem Herd warm zu machen. Ein paar Tropfen des warmen Öls will ich dann in Henriettes Ohren träufeln, wie es meine Großmutter mit mir gemacht hat, wenn ich als Bärenkind böses Ohrweh hatte.

Da höre ich aus dem Gästezimmer einen Schrei. Noch ehe ich „Nanu!" sagen kann, flitzt Henriette die Treppe herunter, reißt die Haustür auf und verschwindet in der kalten Nacht.

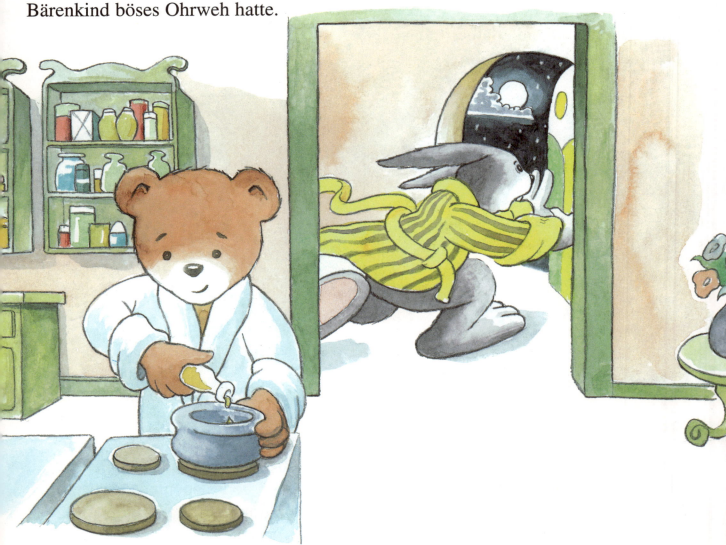

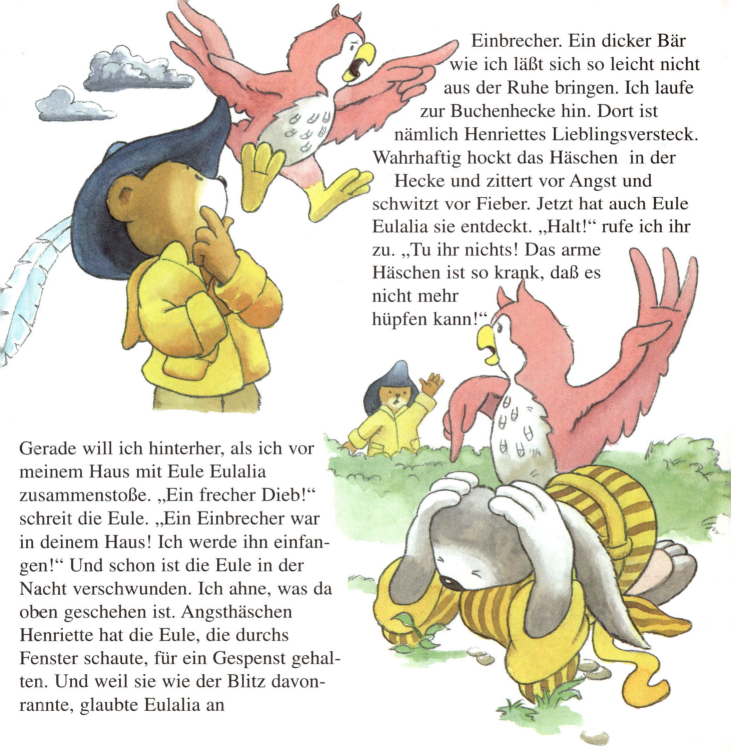

Einbrecher. Ein dicker Bär wie ich läßt sich so leicht nicht aus der Ruhe bringen. Ich laufe zur Buchenhecke hin. Dort ist nämlich Henriettes Lieblingsversteck. Wahrhaftig hockt das Häschen in der Hecke und zittert vor Angst und schwitzt vor Fieber. Jetzt hat auch Eule Eulalia sie entdeckt. „Halt!" rufe ich ihr zu. „Tu ihr nichts! Das arme Häschen ist so krank, daß es nicht mehr hüpfen kann!"

Gerade will ich hinterher, als ich vor meinem Haus mit Eule Eulalia zusammenstoße. „Ein frecher Dieb!" schreit die Eule. „Ein Einbrecher war in deinem Haus! Ich werde ihn einfangen!" Und schon ist die Eule in der Nacht verschwunden. Ich ahne, was da oben geschehen ist. Angsthäschen Henriette hat die Eule, die durchs Fenster schaute, für ein Gespenst gehalten. Und weil sie wie der Blitz davonrannte, glaubte Eulalia an

Die gute Eule nickt. „Das sehe ich. Der Hals ist arg geschwollen, und die Ohren sind ganz rot." Schnell erzähle ich der Eule, meiner lieben Nachbarin, wie sich alles in Wahrheit zugetragen hat. Währenddessen sitzt Henriette in der Hecke und traut sich nicht hervor. Ich muß ihr erst dreimal erklären, daß Eulalia kein Nachtgespenst, sondern meine Nachbarin ist. Dann nehme ich das Häschen auf meinen Arm. Die gute Eule flattert auch hinauf. Das nasse Häschen kuschelt sich unter ihr dickes Federkleid, wo es trocken und schön warm ist. „Und nun zum Doktor!" ruft Eulalia.

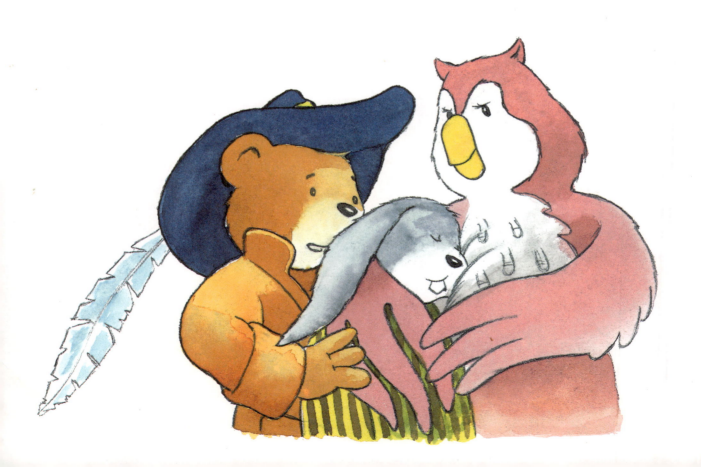

Henriette bekommt einen schlimmen Schrecken. „Zum Doktor? Mitten in der Nacht? Das ist ja furchtbar!" wimmert sie. „Was soll denn daran furchtbar sein? Er wird dir helfen, damit der Schmerz in Ohren und Hals weggeht und du in der Nacht noch ein paar Stunden schlafen kannst." Kein Licht brennt mehr im Haus von Doktor Dachs. Ich drücke mit meiner breiten Tatze auf die Klingel und nehme sie erst wieder runter, als der Schlüssel im Türschloß ganz herumgedreht wird. Doktor Dachs ist auch gar nicht böse, daß wir ihm so spät noch einen kleinen Patienten bringen.

Im Behandlungszimmer schaut er dann Henriette in den Hals, wobei er mit einem flachen Holzstäbchen ihre Zunge leicht herunterdrückt. So hat er freie Sicht. Dann pinselt er vorsichtig Henriettes entzündete Mandeln und die geschwollenen Lymphknoten mit einer Flüssigkeit aus. Die verhindert, daß sich die Entzündung weiter ausbreitet, und betäubt den Schmerz für eine Weile.

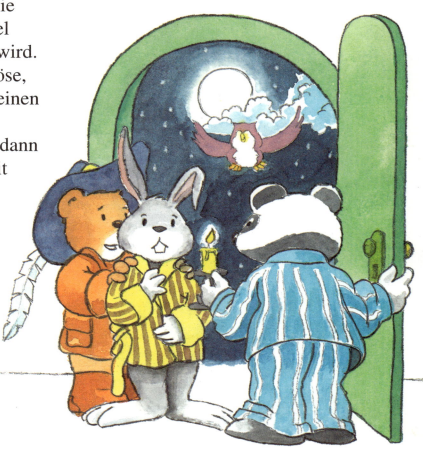

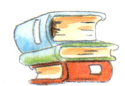

Dann knipst Doktor Dachs eine kleine Stabtaschenlampe an und nähert sie Henriettes langen Ohren. Da fängt das Angsthäschen zu brüllen an, als würde es von sieben Teufeln und einer schwarzen Katz' gepiekst. „Ich werde deine Ohren nicht einmal berühren!" beruhigt Doktor Dachs sie. Dann leuchtet er in die Ohren hinein. Im hellen Licht der kleinen Taschenlampe kann er alles ganz genau sehen.

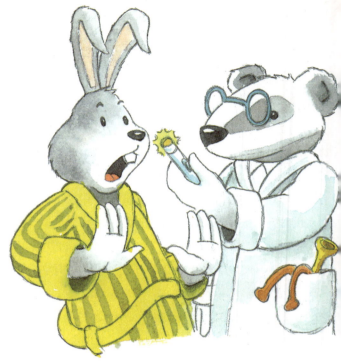

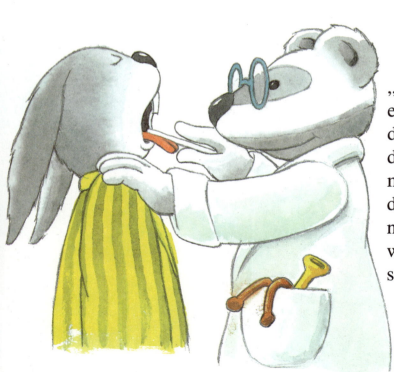

„Deine beiden Mittelohren sind arg entzündet", erklärt er Henriette. „Halte den Kopf nun etwas schräg. Ich träufele dir Ohrentropfen in deine Löffel. Sie müssen in den Gehörgang fließen, damit sie auch wirken können. Das tut nicht weh, aber das Gefühl ist ungewohnt." Brav hält Henriette den Kopf schräg und läßt sich die Tropfen einträufeln. „Nun, wie ist das Gefühl?" fragt Doktor Dachs. „Als ob ich Watte in den Ohren hätte", meint Henriette.

Dann schreibt Doktor Dachs noch ein Rezept auf. Ein Rezept nennt man ein Stück Papier, auf dem der Arzt solche Heilmittel, die auch Medikamente heißen, aufschreibt, die es nur in der Apotheke gibt. „Morgen und übermorgen bleibst du mal schön im Bett, damit dein Körper Ruhe hat und sich erholen kann", sagt er zu Henriette. Dann verspricht er, morgen zu Besuch zu kommen und nachzusehen, ob es Henriette schon wieder besser geht. Henriette kuschelt sich wieder unter Eulalias warme Flügel, und ich dicker Bär trage die beiden auf meinem starken Arm zur Apotheke. Ich klingele wieder mit meiner breiten Bärentatze. Nach einer Weile wird im oberen Stockwerk ein Fenster geöffnet.

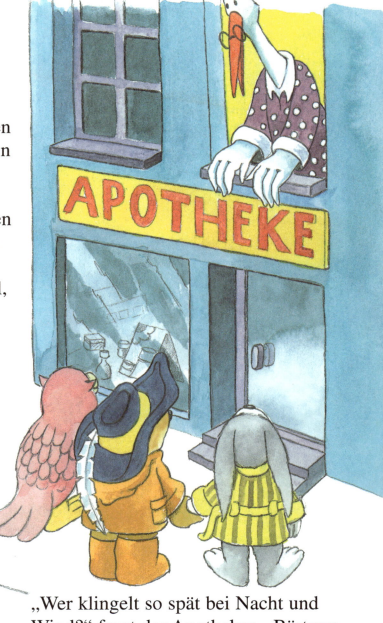

„Wer klingelt so spät bei Nacht und Wind?" fragt der Apotheker. „Bärtram Bär mit einem kranken Halsweh-Hasenkind!" antworte ich.

Auch der Apotheker ist gar nicht böse, daß wir ihn so spät noch wachgeklingelt haben. „Aha, ein Fiebermittel", sagt er, als er das Rezept gelesen hat. „Es verhindert, daß dein Fieber noch höher wird, und bewirkt, daß du gut schlafen kannst. Und einen Saft, der die Entzündung in Hals und Ohren heilt." Er bringt schnell die Medikamente und erklärt dann der klugen Eule, wann und wie die Mittel einzunehmen sind. Zu Hause schluckt Henriette einen Löffel Heilsaft, und Eule Eulalia hilft ihr dabei, das Fieberzäpfchen in den Po zu schieben. Dann setzt sie sich an Henriettes Bett und wartet, bis das Häschen eingeschlafen ist.

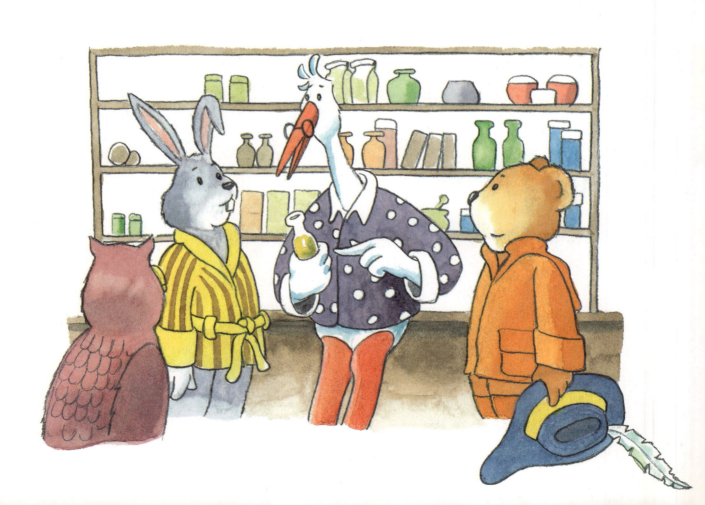

Die ganze Nacht schläft Henriette durch. Am nächsten Tag geht es ihr schon viel besser. Und am dritten Tag darf Henriette, warm in Mütze, Schal und Mantel eingepackt, zwei Stunden draußen spielen. Und eines hat das Häschen sich gemerkt: Wenn es draußen kalt und naß ist, soll man sich warm anziehen. Henriette wird auch nie mehr ganz bewegungslos und vor Angst bibbernd im kalten Regen stehen und

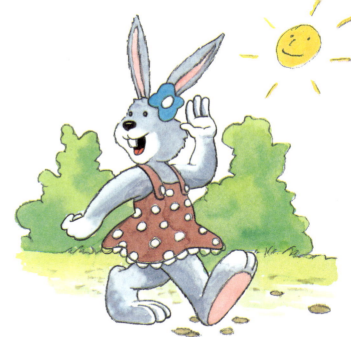

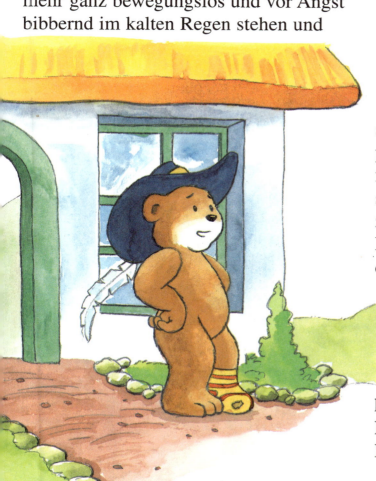

sich den Wind in die nassen Löffelohren pfeifen lassen. Das hat sie mir jedenfalls fest versprochen. Und ich habe ihr versprochen, sie auch nie mehr Angsthäschen zu nennen. „Besuch mich bald wieder, Muthäschen!" sage ich, als Henriette wieder ganz gesund ist und zu sich nach Hause gehen kann. „Nochmals, vielen Dank für alles, lieber Bärtram, dicker Bär", verabschiedet sich Henriette und geht ohne Angst den dunklen Bärentrampelpfad hinauf. Na, sowas! Sagt doch ein Muthäschen dicker Bär zu mir!

ENDE

FRAGEN VON HENRIETTE HASE AN BÄRTRAM BÄR ZUM THEMA HALSSCHMERZEN

HENRIETTE: Lieber Bärtram, was tut da eigentlich so weh, wenn ich Halsweh habe?

BÄRTRAM: Zumeist sind das deine Mandeln. Nein, nicht Mandeln zum Essen, wie du sie vom Mandelkuchen her kennst. Deine Mandeln sitzen ganz hinten links und rechts im Mund, wo der Hals anfängt. Sie sehen oval aus wie Mandeln, weshalb man sie auch so nennt.

HENRIETTE: Warum habe ich denn solche Mandeln, wenn sie mir bloß Halsweh machen?

BÄRTRAM: Deine Mandeln haben eine wichtige Aufgabe. Dein Mund ist eine Art Tür, die in deinen Körper hineinführt. Und deine Mandeln sind so etwas wie die Türwächter.

HENRIETTE: Auf was passen meine Mandeln denn auf?

BÄRTRAM: Sie passen auf, wer da alles durch die Tür will. Und wenn es böse Krankheitserreger sind, lassen die Mandeln sie nicht durch.

HENRIETTE: Krankheitserreger? Sowas hab' ich noch nie gesehen. Wenn die zu mir kommen, mach' ich einfach ganz fest meinen Mund zu.

BÄRTRAM: Leider sind die Krankheitserreger so klein, daß du sie nicht sehen kannst. Und sie können überall sein, vor allem in der Luft, die du einatmest.

HENRIETTE: Das ist ja toll! Aber wieso tun die Mandeln manchmal so weh?

BÄRTRAM: Wenn deine Mandeln ganz viele und ganz gefährliche solcher Krankheitserreger aufgehalten haben, leben die ja noch und setzen sich auf den Mandeln fest. Deine Mandeln bekämpfen sie zwar, aber wenn ihre Feinde stärker sind, entzünden sich die Mandeln.

HENRIETTE: Wie? Fangen sie an zu brennen?

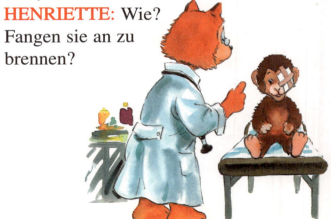

BÄRTRAM: Nein, sie entzünden sich anders als ein Streichholz. Sie schwellen an und tun weh. Zumeist greift die Entzündung auch auf deinen Rachen über, der dann rot wird und schmerzt.

HENRIETTE: Und wieso habe ich dann auch Schmerzen, wenn ich etwas gekaut habe und es herunterschlucke?

BÄRTRAM: Die Nahrung, die du gekaut hast, muß ja aus deinem Mund in den Magen kommen. Dazu muß sie zuerst in die Speiseröhre, die durch deinen Hals in den Magen führt. Beim Schlucken öffnet sich eine kleine Tür und gibt den Eingang zur Speiseröhre frei. Wenn aber dein Hals entzündet und angeschwollen ist, klemmt die Tür und schleift. Das tut dir dann weh und verursacht Schmerzen, die Schluckbeschwerden genannt werden.

HENRIETTE: Am liebsten würde ich gar nichts essen, wenn mir der Hals weh tut. Wäre das nicht auch besser für mich?

BÄRTRAM: Nein, überhaupt nicht. Ist dein Körper krank, muß er ja gegen die Krankheit ankämpfen. Und dafür braucht er viel Kraft, die er aus der Nahrung bekommt. Wenn du schlimmes Halsweh hast, ißt du am besten etwas Weiches, das gut durch die Pforte in deine Speiseröhre rutscht. Weich sind zum Beispiel leckerer Brei, weichgekochtes Gemüse oder was zu trinken.

HENRIETTE: Bekomme ich Halsweh nur, wenn es draußen ganz kalt, windig und regnerisch ist?

BÄRTRAM: Nein, leider kannst du eine Halsentzündung auch bei gutem Wetter und mitten im Sommer bekommen. Aber wenn es draußen kalt und regnerisch ist, kann sich dein Hals leichter entzünden.

HENRIETTE: Und warum?

BÄRTRAM: Wenn du dich bei kaltem Wetter nicht warm genug anziehst und deinen Hals nicht mit einem Schal schützt, kühlt dein Körper schnell aus. Dann sind die Krankheitserreger im Vorteil, denn wenn dein Körper ausgekühlt ist, hat er nicht genug Kraft, sich gegen die Krankheitserreger zu wehren.

HENRIETTE: Und wieso kann man, wenn man schlimmes Halsweh hat, auch noch Ohrweh dazubekommen?

BÄRTRAM: Weil dein Mund mit Nase und Ohren durch kleine Gänge verbunden ist.

HENRIETTE: Vielen Dank. Jetzt weiß ich Bescheid.

WODURCH WERDEN HALSSCHMERZEN EIGENTLICH VERURSACHT?

Kalter Wind, Durchzug, nasse Füße und bei Kälte keinen Schal um den Hals sind nicht die eigentlichen Ursachen der Halsschmerzen. Aber hierdurch kann die Widerstandskraft des Körpers so herabgesetzt werden, daß eine Infektion, die der Körper schon bekämpft, sich verstärkt und zum Ausbruch kommt. Hat ein Kind Halsschmerzen und womöglich auch noch Schluckbeschwerden, sind zumeist seine Mandeln (Tonsillen) geschwollen, und der Rachen ist gerötet. Die Mandeln liegen links und rechts hinten im Mundraum. Sie wirken wie ein Filter und sollen Krankheitserreger wie schädlichen Bakterien und Viren den Weg in die Lunge versperren. Sammeln sich auf den Mandeln eine große Anzahl solcher Krankheitserreger an, entzünden sich die Mandeln im Abwehrkampf gegen sie, was man Tonsillitis nennt. Dies geschieht häufig auch als Folgeerkrankung eines starken Schnupfens. Die Mandeln bestehen aus einer Art Lymphgewebe, das sich bei einem Befall mit Bakterien oder Viren stark ausdehnen kann.

Manchmal bilden sich auf ihm auch gelblich weiße Tupfen oder kleine Pusteln. Zumeist riecht dann der Atem nicht gut, und häufig haben Kinder dann auch erhöhte Temperatur oder Fieber. Bei hohem Fieber kann es auch zu Erbrechen kommen. Manchmal schwellen als Folgeerkrankung auch andere Lymphknoten im Körper an. Es besteht auch die Gefahr, daß die Entzündung auf das Ohr übergreift und es auch noch zu einer Mittelohrentzündung kommen kann. Hat Ihr Kind eine fiebrige Halsentzündung, sollten Sie es auf jeden Fall von einem Arzt untersuchen lassen. Stellt der Arzt fest, daß eindeutig eine Tonsillitis vorliegt, kann er einen Rachenabstrich machen, um dann durch Laboruntersuchungen festzustellen, ob es sich bei den Krankheitserregern um Bakterien oder